AF139473

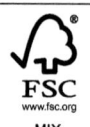

Dein Leben in mir

Uwe H. Sültz

BoD- Books on Demand

Norderstedt 2016

Bibliografische Information durch
die Deutsche Nationalbibliothek

Die Deutsche Nationalbibliothek
verzeichnet diese Publikation in der
Deutschen Nationalbibliografie;
detaillierte bibliografische Daten
sind im Internet über
http://dnb.dnb.de abrufbar.

Herstellung und Verlag:

BoD – Books on Demand,
Norderstedt

ISBN 978-3-73923-427-4

Inhalt

Dein Leben in mir

Können Sie sich noch daran erinnern, als Mr. Spock, vom Raumschiff Enterprise, sein gesamtes Leben in das Gehirn von Dr. McCoy transformierte? Danach starb Mr. Spock. Für Dr. Pille McCoy war es die Hölle, dass zwei Seelen in seinem Körper nun existierten. Schlussendlich konnte der Geist von Mr. Spock in einen jungen Körper zurücktransformiert werden und beide lebten wieder glücklich und erlebten weitere Abenteuer im Weltall.

Soweit so gut. Aber kann dies auch in der Realität funktionieren? Wir werden es sehen, denn ich berichte nun von einer tatsächlichen Begebenheit.

Seit den 1970'er Jahren kannten sich Anna und Emil bereits. Es war eine sehr angenehme Freundschaft. Viele Stunden diskutierten sie über Gott und die Welt. Sie nahmen sich aber auch jedes Thema vor. Anna und Emil verstanden sich wie Bruder und Schwester, wie Mann und Frau, wie Mutter und Sohn...

Emil verehrte Anna sehr, er dachte aber niemals an mehr, so etwas gehört sich nicht, also keine schnelle Nummer und so, denn es trennten Anna und Emil 28 Jahre. 28 Jahre war Anna älter als Emil. 28 Jahre, das ist eine Generation.

Viele Jahre trafen sich Anna und Emil regelmäßig. Irgendwann bemerkte Emil an Anna eine

Veränderung. „Sage mir, liebe Anna, was ist los mit dir?", fragte Emil. Anna antwortete: „Ich kann darüber nicht sprechen. Es hat aber nichts mit dir zu tun, Emil." Richtig zufrieden war Emil nicht. Vorsichtig, Stück für Stück, bohrte er weiter. Es dauerte noch eine ganze Zeit, bis Anna auflockerte. „Ich bin hereingelegt worden. Ich habe einige Bauherrenmodelle gekauft, die ich mir gar nicht leisten kann. Der Makler ist auch noch ein guter Freund. Er sagte, dass ich Steuern sparen kann und später von den Mieteinnahmen der Wohnungen leben könnte. Mich interessierte das alles nicht, ich wollte ihm nur einen Gefallen tun, er ist doch ein Freund der Familie.", sagte Anna verschämt.

„Vielleicht kann ich dir helfen, Anna?", sagte der fast 30 Jahre jüngere Emil. Obwohl Emil überhaupt keine Erfahrung mit diesen Dingen hatte. „Du bist lieb, aber mir konnten schon meine Familie und Freunde nicht helfen.", so Anna verzweifelt. Jahr für Jahr zahlte sie nun an die Banken. In den 1980'er Jahren wurde dieses Steuersparmodell entwickelt. Aber es rechnete sich für viele nicht, die daraufhin pleite waren. Auch für Anna rückte dieser Tag immer näher. Die Schulden wurden immer höher. Die Einnahmen in ihrem Geschäft immer niedriger, denn sie wurde lustloser, resignierte fast. Anna suchte Möglichkeiten, um aus dieser Situation frei zu kommen.

Solange Anna noch verdiente, ließen sie die Banken nicht aus der Pflicht.

Rettung kam, als Anna mit einer Freundin zu einem Esoterik-Treffen fuhr. Dort kaufte sich Anna herrliche Duftkerzen, Bücher und Figuren. Man lernt sich kennen, auf solchen Treffen. „Komm' doch einmal zu uns, wir haben Verbindung nach ganz oben.", sagte eine freundliche Frau. Anna tat dies. Tage später schien sich ihr Problem zu lösen. „Alles klärt sich, Anna. Du brauchst nicht mehr weiter zu arbeiten. Wir, die Auserwählten, werden von einem Raumschiff abgeholt. In 100 Tagen ist es soweit. Bringe dein Erspartes bitte mit.", so die Frau, dessen Namen mir bekannt ist.

Zur Absicherung besuchte Anna noch eine Wahrsagerin. „Sie werden bald einen Mann an ihrer Seite haben, dessen Hände tief im Papier stecken. Aber Obacht, jemand in der Familie beobachtet euch mit Argusaugen, wie eine Spinne im Netz."

Anna freute sich, denn in ihrem Geschäft ging es stark bergab. Ging sie zum Einkaufen oder ins Cafe, dann suchte sie diesen Mann. Wer könnte es nur sein?

Die sogenannten Auserwählten trafen sich bei Anna. Man philosophierte über Weltraumschiffe. „Dazu lade ich meinen Freund Emil ein, der ist vom Weltraum sehr begeistert.", sagte Anna. Emil kam hinzu, merkte aber sofort, dass es sich um eine Sekte handelte. Emil spielte aber mit, denn die Frage war, wie kommt man wieder aus einer Sekte heraus. Emil sorgte zunächst einmal für eine neue Telefonnummer.

Natürlich kann es sein, dass Außerirdische auf diese Erde kamen oder noch kommen werden. Aber brauchen wir eine Flugkarte für 10000 Euro zum Mitfliegen? Und was ist mit den 100 Tagen, die Welt wird nicht untergehen, später wohl, aber das dauert noch Millionen Jahre. Emil öffnete Anna die Augen. „Kannst du mir in meinem Geschäft auch helfen?", fragte sie vorsichtig. „Ich werde es versuchen.", antwortete Emil.

Und da saß er nun, machte Pläne für eine neue Geschäftsidee, sortierte ungeöffnete Briefe, sprach mit den Banken... er hatte die Hände im Papier.

Eines Tages lag Annas Mutter im Sterben. Jetzt war sie froh, dass Emil ihr zur Seite stand. Beide wechselten sich am Bett der Mutter ab. „Ich möchte niemals allein sterben. Auch wenn es für andere belastend ist, man kann sich doch noch in aller Ruhe voneinander verabschieden.", flüsterte Anna. „Du wirst nicht alleine sein, ich bin bei dir.", versprach Emil. Annas Mutter litt an Demenz. Auch Annas Schwester ereilte diese Krankheit bereits. „Selbst meine Großmutter erkrankte daran und das bereits in jungen Jahren.", sagte Anna und weinte. „Ich werde trotzdem da sein. Wir versprechen es uns. Es ist nun ein Seelenversprechen.", antwortete Emil.

Die Angst an Demenz zu erkranken war so stark, dass Anna darum bat, dass Emil alle Erinnerungen von Anna niederschreibt. Sollte nun die Demenz ausbrechen, so könnte Emil diese Erinnerungen immer wieder auffrischen. Emil tat dies anfangs auch so, er merkte aber schnell, dass alles in seinem Kopf gespeichert wurde. Emil musste nichts auswendig lernen, es war wie eine zweite Realität, wie ein zweites Leben. Tag für Tag erzählte Anna etwas, Woche für Woche, Jahr für Jahr... über 200.000 Stunden waren sie zusammen. Sie kämpften gegen die Schulden Rücken an Rücken, 24 Stunden am Tag waren sie zusammen. „Es ist mir wichtig, dass ich schuldenfrei zu Gott gehen darf.", sagte Anna. Sie heirateten. Emil übernahm somit die Hälfte der Schulden.

Beide arbeiteten so viel sie konnten. In der Freizeit erzählte Anna dann immer aus der Vergangenheit. Wie üblich speicherte sich alles bei Emil im Gehirn. „Damals, als die Bomben fielen, da versteckten wir uns im Keller meiner Großmutter. Wenn ich es mir heute überlege, das hätte bei einem Treffer auch nichts genutzt. Meine Oma hatte auch ein Geschäft. Mein Bruder stieg damals durch ein Fenster und stibitzte Zigaretten. Und dann hatten wir einen kleinen Hund. Er war ständig voller Flöhe. Das juckte vielleicht. Meine Mutter zerquetschte sie immer mit den Nägeln. Und meine Schwester, das muss ich dir erzählen, sie nähte sich aus Leder herrliche Handtaschen.", so Anna. „Woher hatte sie denn das Leder?", fragte Emil. „Das schnitt sie aus Omas Couch aus dem Wohnzimmer. Natürlich war danach die Hölle los, aber getan ist getan. Und mit ihrer tollen Handtasche ließ sie sich an Betttüchern aus dem ersten Stock ab und ging zum Feiern. Ich musste ihr dann morgens die Tür heimlich öffnen. Dann kam der Tag, da bekam meine Oma Herzprobleme. Der Arzt sagte zu ihr, dass sie nun nur noch eine Tasse Kaffee trinken durfte. Was machte meine Oma? Sie kaufte sich die größte Tasse aus der Stadt. Eine Tasse ist eben eine Tasse."

Die Zeit verging. Anna und Emil konnten die Schulden langsam abbauen und die Bauherrenmodelle mit großen Verlusten verkaufen. Anna wurde langsam Kraftloser, bei Emil schlichen sich Rückenprobleme ein. Emil war zudem Contergan geschädigt. Aber etwas mussten beide noch arbeiten, denn jetzt wollten sie noch ein Plus in der Kasse erwirtschaften. Ihre Idee war es, dass mit dem Renteneinstieg von Anna, auch Emil in den Ruhestand gehen würde, damit beide noch zusammen etwas erleben konnten. Ursprünglich dachte Anna, dass durch den hohen Altersunterschied Emil nicht bis zum Schluss durchhalten würde. Aber ganz im Gegenteil, die Verbindung wurde fester und fester.

1999 war es dann soweit, ein Guthaben stand auf dem Konto, das Geschäft wurde aufgelöst, jetzt wurde gelebt. Urlaube standen an. Und der Altersunterschied? Nebensache, einfach nur Nebensache. Anna blühte auf, ließ sich von Emil inspirieren. Jetzt tat Anna Dinge, von denen hatte sie immer geträumt. Emil besorgte Ölfarbe, Pinsel und Leinwände. Anna hatte fortan viel Freude beim Malen. Sie waren 24 Stunden am Tag zusammen und gingen sich dennoch nicht auf die Nerven. Weiterhin erzählte Anna täglich Geschichten aus ihrer Vergangenheit. „Mein erster Ehemann war so schüchtern, er zog sich hinter einem Paravent aus und rief, dass ich das Licht ausmachen solle. Es war ein riesen Spaß für mich, das Licht kurz danach einzuschalten. Da hat er geschimpft, wie ein Rohrspatz. Er war übrigens etwas kleiner, also kämmte sein Haar nach oben, damit er größer aussah."

Emil trug nun mittlerweile eine ganze Lebensgeschichte in sich. Er kannte alle Vorlieben von Anna. Er wusste was sie stört. Er wusste was sie gern isst...

Anna und Emil waren von 1999 bis 2001 sehr zufrieden und glücklich. Dann kam Bin Laden. Dann kamen Weltwirtschaftskrisen. Wieder mussten Anna und Emil kämpfen. Jetzt musste jongliert werden. Versicherungen wurden gewechselt. Es wurde am Strom gespart. Es wurde an allen möglichen Stellen gespart. Emils Gangstörungen wurden schlimmer. Plötzlich stellte sich nicht mehr die Frage: Wer geht zuerst? Jetzt kam die Frage auf: Wie schaffen wir alles!

Treu waren sie beide. Anna sagte immer: „Es kann eine nackte Frau vor der Tür stehen, dann gibt Emil ihr sein Jackett." Sie sagte aber auch: „Emil ist mein Gedächtnisspeicher, dafür habe ich die besseren Beine."

Emil sparte eine Lebensversicherung an, falls ihm etwas passieren würde, so wäre Anna abgesichert. Das Haus wurde behindertengerecht eingerichtet. Es gab nun einen großen Lebens- Arbeits- Hobby- Aufenthaltsraum. Alles wurde für die Zukunft vorbereitet. Zwei bis drei Stunden unterhielten und diskutierten beide über Gott und die Welt. Wie groß ist der Weltraum? Was sagen Religionen aus? Sie spielten zusammen Gitarre. Gemeinsame Gartenarbeit. Gemeinsame Ausfahrten. Ja, die über 200.000 Stunden kommen so zusammen. Anna hatte unruhige Beine, Restless Legs. Manchmal waren ihre Nächte verheerend. Emil bereitete ihr dann eine Kleinigkeit vor. Kakao und Käsebrot, auch einen Fischteller oder ähnliches. Er brachte ihr dann zwei Eimer ans Bett, heiß und kalt, eine Art Wechseldusche für die Beine. Annas Ex-Ehemann sagte schon frühzeitig, dass sie dieses Problem nie in den Griff bekommen würde, es sei ein Rückstau in den Venen. Er war Arzt. Auch über ihn erzählte Anna alles zu Emil. Bereits jetzt hatte Emil zwei Seelen in der Brust. Er wusste ganz genau was Anna fehlte, was sie für eine Einstellung hatte, was sie sich wünschte. Manchmal wortlos brachte er ihr etwas, worauf sie ganz erstaunt war. Da lagen Kuhbonbons auf ihrem Nachtschränkchen. Oder es gab ein Vanille-Eis. Oder aber einen neuen

Pinsel zum Malen. Man kann sagen, Emil las Annas Wünsche von den Augen ab.

Eines Tages schien sich die Welt für Anna und Emil nicht mehr weiter zu drehen. Emil stürzte fürchterlich. Von heute auf morgen wurde Emil Schwerbehindert. Nun bewahrheitete sich Annas Spruch: Emil ist mein Gedächtnis und ich habe die schnellen Beine.

Beide hatten nun noch mehr Zeit miteinander zu sprechen. „Mein Trick in der Schule war immer, dass ich alles erzählte was ich wusste, nur die gestellte Frage konnte ich nicht immer beantworten. Die Lehrer dauerte alles viel zu lange und ich bestand immer die Prüfung. In der deutschen Sprache kommt bei „brauche ich" immer ein „zu" dazu. Also ich brauche nicht zu lernen. Und bei „mit" kommt immer ein „n" dazu. Also: Kommst du mit Freunden? Mit wie vielen Gästen muss ich rechnen.", so erzählte Anna immer drauflos. Emil wurde also auch noch indirekt unterrichtet.

Mit Argusaugen betrachtete Annas Tochter Iris das ganze Geschehen. Ihr war doch alles sehr suspekt. Sie tolerierte zwar diese Ehe, aber akzeptierte sie nie. Nur, über die Jahre hinweg wusste sie gar nichts von den internen Dingen, rein gar nichts. Wenn wir wieder das Stunden-Beispiel erwähnen, so waren, wie gesagt, Anna und Emil über 200.000 Stunden beisammen.

Und Iris und Anna maximal 400
Stunden.

Ganz langsam begann nun bei
Anna eine Vergesslichkeit.
Außenstehende konnten nichts
bemerken. Aber Emil erkannte es
sofort. Es war nicht etwa die
Frage, wo denn schon wieder die
Brille liegt? Da hatte Emil
vorgesorgt und an jeder Ecke in der
Wohnung Lesebrillen ausgelegt.
Nein, es war das Brötchenholen.
An der Ampel rechts, dann links
und wieder links. Dieser Weg
dauerte nun immer länger und
länger. Ärzte wurden aufgesucht.
Aber noch gab es nichts handfestes,
aber man glaubte Emil. Von nun
an gab es vermehrt Fisch. Anna
erzählte immer noch aus ihrem
Leben, aber Emil begann mit

Gegenmaßnahmen. Er stellte von nun an Fragen zu Annas Leben. Jetzt wurde daraus ein Training, Tag für Tag.

Emil stemmte sich gegen einen Rollstuhl, Anna gegen das Vergessen. Beides konnten sie zwar nicht aufhalten, aber irgendwann bestätigten die Ärzte, dass alles um ca. zwei Jahre nach hinten verschoben wurde. Ein Mittel vertrug Anna nicht, sie bekam Todesängste. Anna und Emil kämpften einen ganzen Tag und erneuerten das Seelenversprechen.

Von nun an wurde das Leben noch intensiver erlebt, es war noch nicht zu spät. Reisen, eine Kugel Eis mehr, Frühstück im Café, statt zu Hause... eben von allem ein bisschen mehr. So wie sie es sich erlauben konnten, denn ihr Erspartes wurde immer weniger. Die Bank konnte die hohen Verluste nicht wieder wettmachen. Aber Emil tat nun wirklich alles, damit es Anna an nichts fehlen sollte. Er nannte es „ich jongliere das Leben".

Das Jonglieren fand in allen Bereichen statt. Je nachdem in welcher Verfassung beide waren, wurde gehandelt. Bei beiden stellten sich zudem Gleichgewichtsstörungen ein. Anna fiel des Öfteren. Emil konnte manchmal die Treppenstufen nicht steigen. An schlechten Tagen kam er noch nicht einmal in sein Auto. Plötzlich änderte sich das Leben. Die schönsten Stunden am Tag

waren schwelgen in Erinnerungen.
„Erzähle mir noch einmal die
Geschichte mit den Pralinen.",
sagte Emil. Anna lachte und sagte:
„Meine Schwester lud Freundinnen
ein. Und ich habe vorher alle
Pralinen von unten angebissen. Ja,
ich wollte doch wissen, wie die
schmecken. Beim nächsten Mal
brachte sie Ingwerstückchen in
Schokolade mit. Und für
Schokolade mache ich alles. Ich
lutschte die Schokolade ab und
legte die Ingwerstückchen wieder
auf den Teller. Abends sah ich,
dass der Teller leer war." Emil
lachte, natürlich kannte er die
Geschichte bereits. Natürlich
kannte Emil so sämtliche Vorlieben
von Anna. Eine ganz schlimme
Eigenart hatte Anna noch, wenn

jemand knusperte oder herzhaft in den Apfel biss, könnte sie dem gegenüber eine klatschen. So kaufte Emil für Einladungen nur Süßes und Salziges welches nicht knuspert.

Anna vertrug auch keine schnellen Autofahrten. Sie vertrug es auch nicht hinten zu sitzen, dann musste sie sich übergeben. Emil passte sich genau an. Emil wurde mit der Zeit eine zweite Anna. Das Frühstück bereitete er so, wie Anna es mochte. Er kaufte Strümpfe, Hosen, Blusen, ja sogar die BHs passten perfekt. Zum Fernsehabend gab es genau das, was Anna am liebsten hatte. Freunde im Umfeld sagten, dass kannst du nicht durchhalten. Aber die Treue, das Seelenversprechen, die Liebe waren stärker.

Nun sicherten sich beide gegenseitig gut ab. Ob eine Patientenverfügung oder Vollmachten, aber es wurde auch alles mit Freunden und Familie besprochen. „Und denke immer an meine Tochter Iris, sie ist sehr Eifersüchtig. Sie war gegen unsere Ehe. In meinen Träumen sehe ich immer, sie sitzt in einem Spinnennetz und beobachtet uns. Dann schlägt sie zu und wird dich vernichten. Aber ich bestätige alles in unserem Leben, damit du nicht angegriffen wirst.", warnte Anna. Aber was sollte schon passieren? Beide waren sich ihres Weges sehr sicher. Schließlich waren Filme wie „Der Feind in meinem Bett" oder

„Der Feind in meinem Körper" nur Filme. Anna erzählte wieder: „Mein Ex-Ehemann war so eifersüchtig, dass er mich auch eingesperrt hatte. Ich höre immer noch seine schweren Holzschuhe, mit denen er die Treppe herauf kam, dann war ich wieder dran. Und wenn ich jemanden ansah... wehe Gott...aber dann, in einer günstigen Stunde floh ich aus dem Haus und baute mir etwas Neues auf. Dann lies ich mich scheiden."

Immer mehr und mehr sammelten sich Erzählungen und Informationen in Emils Kopf. Bei den Treffen mit Annas Freundinnen griff sie immer auf Emil zurück: „Ach, sage noch schnell, Emil, wann war das gleich?"

Die Erinnerungen bei Anna wurden mit der Zeit immer schwächer. Man merkte ihr nichts an, denn Emil glich immer alles aus. Aber dann traten bei Emil plötzliche Lähmungen ein. Er konnte sich für Tage nicht bewegen. Diesen Zustand gab es nun Regelmäßig. Beide einigten sich darauf, eine Hilfe zu suchen. Da das Geld langsam ausging, Anna und Emil auch noch in ihren Gewohnheiten nicht gestört werden wollten, musste diese Hilfe wohl ein Engel sein.

Eines Tages lernte Emil im Internet eine Frau kennen. Emil war nun journalistisch tätig. Da er sehr viel saß, sein Gehen verschlechterte sich extrem, erstellte er Beiträge auf verschiedenen Plattformen. Beate war begeistert von Emils Einfallsreichtum. Beide legten aber auch sofort die Grenzen dieser Freundschaft fest. Emil sprach von seiner Frau Anna, Beate erzählte aus ihrem Leben: „Ich hatte keine gute Ehe. Jetzt bin ich Witwe. Ich wurde geschlagen und misshandelt. Nun suche ich einen Ort der Ruhe, ich schreibe Bücher. Außerdem möchte ich noch jemandem Helfen, der meine Hilfe braucht."

Anna war von Anfang an mit im Boot. Es gab Telefonate zwischen Anna und Beate. Einen Sommer lang verbrachten Anna und Emil die Wochenenden bei Beate. Sie besaß ein kleines Wochenendhäuschen. Alles schien perfekt zu sein. Beate, Anna und

Emil planten die Zukunft. Beate
zog bei Anna und Emil ein.
Darüber informierten alle ihre
Familien. Einer abgesicherten Zeit
schien nun nichts mehr im Wege
zu stehen. Die Hausarbeit wurde
eingeteilt. Für Anna immer
weniger, für Emil blieb alles so
wie es war, für Beate etwas mehr.
Beate kochte nun jeden Tag. In
ihrer Freizeit zog sie sich in ihre
Räume zurück und schrieb
herrliche Gedichte, die sie
irgendwann veröffentlichen wollte.
Emil hatte nun mehr Zeit für
Anna. Beide trainierten an Annas
Erinnerungen. Anna schrieb für
Emil eine Bestätigung, dass sie mit
Beate sehr einverstanden ist... für
den Fall der Fälle...

Annas Tochter beobachtete diese Situation sehr kritisch. „Ein Fehler deinerseits und ich mache dich fertig, Emil.", warnte sie ihn. Für Emil dagegen schien die Welt in Ordnung. Er hatte nun Zeit für dringende Reparaturen. Die Waschmaschine, der Wasserschaden im Haus, streichen und tapezieren... mit einer Behinderung dauerte alles viel länger. Jetzt kamen Kontrollbesuche hinzu. Iris organisierte ehemalige Freundinnen, die Anna jahrelang nicht gesehen hatte, und zwang Emil zu Treffen. Für Emil jedoch kein Problem, ein Stückchen Kuchen unterwegs, darüber freute er sich. Anna und Emil bestanden diese Art der Jungleprüfung. Vor allem wunderten sich alle, dass

Anna noch so viel aus der Vergangenheit wusste. Aber der Trick lag ja darin, dass Anna nun vor einem Treffen immer von Emil trainiert wurde. „Heute treffen wir uns mit Luise. Luise war deine Klassenkameradin. Mit ihr bist du das erste Mal im Tanzkurs gewesen. Dort habt ihr Jochen kennengelernt...", so Emil. Der Tag war dann natürlich perfekt.

Und doch kam der Feind von innen, nicht aus „meinem Bett", nein, die Familien verstanden diese Krankheit nicht.

Der nächste Besuch stand an. Beate und Emil waren mit intensiver Vorbereitung beschäftigt. Hausputz, Kuchenbacken, und eben das, was so anfällt. Anna war den ganzen Tag schon sehr eigenartig. Mittlerweile wohnten alle drei schon acht Monate zusammen. Anna betonte immer wieder, wie froh sie sei, dass Beate im Haus sei. Erst Recht, wenn sie in der Nacht nicht schlafen konnte, unruhige Beine hatte oder Hunger verspürte. Beate übernahm immer die Nachtwache. Beide plünderten dann den Kühlschrank. Aber diese Unruhe heute, der Drang in die Freiheit war neu und ungewohnt.

Anna lief unbemerkt aus dem Haus. Plötzlich hatte sie innerhalb von wenigen Minuten eine völlig andere Einstellung. Nun war sie gegen Beate. Nun fühlte sie sich eingesperrt. Nun griff sie Emil an. Vorsorglich sprach Emil mit allen Familienmitgliedern, dass solch ein

Fall auftreten kann. Dann muss man ganz ruhig über alles sprechen. Anna wurde zurückgebracht. Emil musste sich schlimme Vorwürfe sagen lassen. Nur erfuhr er nicht, was sich hinter seinem Rücken abgespielt hatte. Zwei Stunden später war alles wieder im „grünen Bereich". So schien es. Anna telefonierte mit ihren Helfern, die sie zurückgebracht hatten: „Alles ist wieder in Ordnung. Ich erinnere mich an alles."

Am nächsten Tag kamen Annas Freundinnen. Es war ein toller Tag. Erschöpft gingen alle abends zu Bett. Anna war noch sehr aufgeregt, schlief erst gegen Morgen ein. Und gegen Morgen kam dann das Überfallkommando.

Tochter Iris kam mit Begleitung und erstürmte das Haus. Sie schnappten ich die Mutter und den Hund und weg waren sie. Emil konnte sich aufgrund seiner Behinderung nicht wehren. In seinen Erinnerungen blieb nur das traurige Zurückblicken von Anna.

Emil war verzweifelt. Er sprach jeden Tag mit Anna, aber Anna war nicht da, es war die Anna in seinem Kopf.

Jeglicher Kontakt wurde zwischen Anna und Emil unterbunden. Eines Tages traf der Scheidungsantrag ein. Bis dahin schrieb Emil jeden Tag einen Brief zu Anna, schickte Päckchen. Keinen Kontakt gab es mehr.

In der Scheidungsklage wurden Emil u.a. vorgeworfen, dass er seine Frau geschlagen haben soll, sie einsperrte, fremdging und noch viel mehr.

Emil kämpfte um seine Anna. Dann erfuhr er durch Zufall, dass Anna nun in einem Heim sei. Er telefonierte sich bis zu Anna vor. Anna freute sich über den Anruf: „Komm' doch vorbei, ich möchte dich sehen. Und die Vorwürfe, die man dir vorwirft sind ja ein Witz. Wirst du gut versorgt? Kommt Beate und kocht Essen?" Tage später rief Anna auch bei Emil an. Als Emil dann einmal zurückrief, sage Anna: „Ich sezählte meiner Familie, dass ich mit dir wieder Kontakt habe, aber sie wollen das nicht, sonst wolle ich wieder zu dir zurück."

Emil kämpfte zwar weiter, aber die Gesetze besagen, wenn eine Partei die Scheidung will und es deutlich zum Ausdruck bringt, dann wird geschieden. Punkt!

Ein Anhörungstermin wurde festgelegt. Emil wusste ganz genau, was jetzt auf ihn zukam, denn er kannte seine Anna. Er kannte ihr Denken, er kannte ihren Willen, er wusste was sie sagen würde... er wusste alles. Im Gerichtssaal sah er dann Anna endlich wieder. Acht Monate sind vergangen. Emil war aufgeregt und freute sich zugleich. Doch Anna war abweisend und drang zielstrebig auf Scheidung. Anna war dement, konnte aber ihren Willen klar formulieren. War es wirklich ihr Wille? Nein, Emil erkannte, Anna wurde so vorbereitet. Anna zählte alles das auf, was ihr in der früheren Ehe angetan wurde. Sie beschwerte sich, dass sie im Auto hinten sitzen musste, dabei vertrug sie das doch gar nicht, wie weiter oben schon einmal erklärt. Emil hätte alles sofort nochmals widerlegen können. Aber er sagte zum Scheidungsrichter: „Ich möchte meiner Frau keinen Schaden zufügen." Denn Emil wusste jetzt doch, wenn ein Ehepartner den Wunsch zur Scheidung deutlich zum Ausdruck bringt, wird geschieden. So sind die Gesetze,

auch in diesem ganz besonders
komplizierten Fall.

Emil spricht immer noch mit Anna,
denn sie ist ja in seinem Herzen
und vor allem in seinen Gedanken.
Dein Leben in mir...

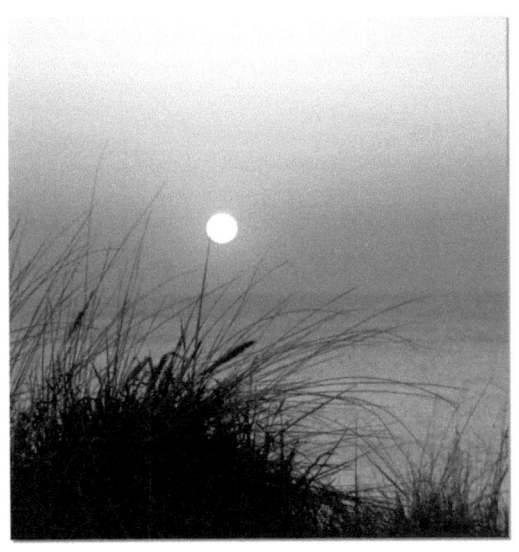

Depression

Fred hatte seine Mutter nicht wirklich verstanden, er konnte es auch gar nicht, denn man muss schon ein Experte sein, um sich mit einer Depression auszukennen. Und doch hörte er sich immer alles an, was Mutter zu sagen hatte. Er sprach ganz ruhig mit ihr, wollte für eine Vertrauensbasis sorgen. Mutter sagte zu ihrer besten Freundin: „Ich bin immer sehr froh, wenn Fred zu mir kommt. Die anderen sind so hektisch und verlangen, dass ich auf andere Gedanken kommen soll. Aber das geht doch einfach nicht." Im Laufe der Zeit, die Gespräche wurden intensiver, erhielt Fred eine

Vorstellung davon, was in seiner Mutter vorging. Er verstand immer mehr ihren Gemütszustand. Er las die Wünsche in ihren Augen.

Immer tiefer tauchte Fred in diese andere Welt ein. Fred hatte einen guten Job, er war erfolgreich. Und dann kam, was Fred nie für möglich gehalten hätte, denn Fred war ein charakterstarker und lebensbejahender Mann, er fiel in eine Depression. Auslöser war der Tod seiner Frau, mit der er über dreißig Jahre durch dick und dünn ging. Kurz darauf folgte auch noch die Kündigung im Job. Und dann kam es immer näher und näher. Anfangs tat er es noch als ein Unwohlsein ab. Aber es war mehr. Plötzlich konnte Fred am eigenen Körper und im eigenen Geist erfahren, was Depression bedeutete. Heute fiel er in ein Loch, morgen war er wieder obenauf, ganz langsam schlich sich eine innere Unruhe an. Negative Gedanken kamen auf; früher konnte er seine Gedanken steuern, im richtigen Augenblick abschalten, zu einem anderen Zeitpunkt einschalten. Probleme zum richtigen Zeitpunkt zu lösen, das war Freds Stärke. Auch für andere war er immer bereit. Plötzlich waren Gedanken da, die ihn hinunterzogen. Lohnte sich das Leben noch? Wozu sollte er die Wohnung säubern? Der Pullover musste nur warm sein, wie er aussah, spielte doch keine Rolle! Warum sollte er heute überhaupt aufstehen? Fred empfand das

Leben als sinnlos. Morgens bekam er Brechreiz. Schon die Zahnbürste im Mund verursachte eine Übelkeit. Seine geliebten Eier mit Speck mochte er überhaupt nicht mehr. Fred zitterte am ganzen Körper, er wollte sich einfach nur verkriechen. Früher, als seine Frau noch lebte, war er morgens fit. Heute zog Fred sich die Bettdecke höher, verdunkelte das Zimmer und zog sich zurück in seine Träume und Gedanken der Vergangenheit. Er wusste von seiner Mutter, dass auch dieser Zustand nicht lange anhalten würde, demnächst würden die Gedanken über ihn herrschen. Die tägliche Arbeit verrichtete Fred mit Widerwillen, auch dazu wusste er, dass er bald völlig gleichgültig werden würde.

Aus einem guten Glas Wein,
würden bald einige Gläser werden.
Früher wachte Fred nachts auf,
drehte sich um, hörte das
Schnorcheln seiner Frau und
schlief mit guten Gedanken wieder
ein. Heute lag er lange wach, die
Gedanken steuerten ihn. Ein
Teufelskreislauf sollte beginnen.
„Stopp!", schrie er eines Tages.
„Wie habe ich meiner Mutter
geholfen?" Und nun hielt sich Fred
an die eigenen Ratschläge, die er
seiner Mutter und anderen lieben
Menschen gegeben hatte. Er öffnete
die Fenster, atmete tief durch, sah
den Sonnenaufgang. Jetzt rief er
seinen alten Schulfreund Bernd an.
Er zwang sich, aus dem Haus zu
gehen, suchte die Kommunikation.
Er ließ das Radio spielen, den

ganzen Tag, aber ein Sender mit Moderation musste es sein. So hatte Fred auch das Gefühl, dass er nicht allein auf dieser Welt war. Es dauerte noch sehr lange, bis Fred sich wieder ganz gefangen hatte. Nun wohnte er in einer anderen Stadt, im Café um die Ecke war er ein gern gesehener Gast. Auch hatte Fred eine neue Aufgabe für sich entdeckt. Er nahm an Seminaren für die begleitende Seelsorge teil. Er war prädestiniert dafür, andere zu verstehen, zuzuhören, Ruhe zu vermitteln und vor allem, sich selbst zu verstehen. Es war eine höchst verantwortungsvolle Tätigkeit, denn Menschen in Not sollen und wollen nie allein gelassen werden.

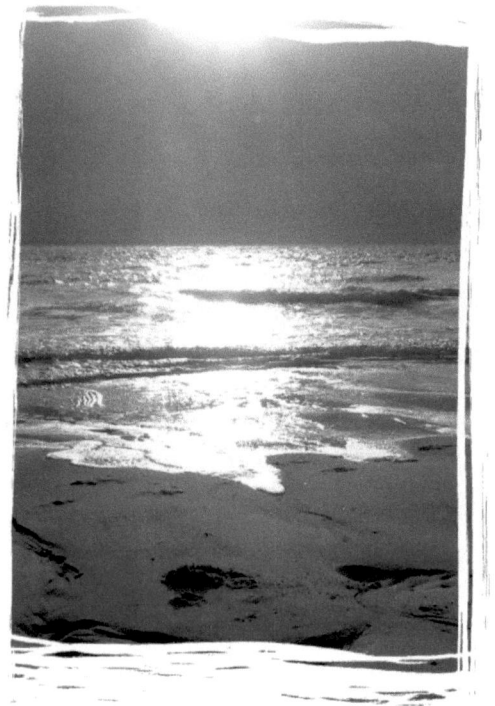

Die Krankheit, die jeden schafft

Mein Name ist Bruno Müller. Ich arbeite als Journalist und recherchiere über eine Krankheit, die jeden in die Knie zwingt, ob Betroffener oder Helfer. Heute treffe ich mich mit Bernd Segbrecht. Er möchte seine Erfahrungen an meine Leser weitergeben. „Herr Segbrecht, was kann ich für Sie tun?", fragte ich. „Ich möchte Ihnen und Ihren Lesern eine kleine Geschichte aus meinem Leben erzählen", antwortete er und fuhr fort: „Es war im Jahr 2010, meine Frau und ich verlebten wie in jedem Jahr unseren Urlaub auf Mallorca. Es ist eine wunderbare Insel, wir kennen dort jeden Grashalm. Wie jeden Morgen sorgte ich für den Frühstückstisch, meine Frau führte unseren Boxer aus und besorgte die Brötchen. Sie fragte an diesem Morgen, in welche Richtung sie gehen müsste. Ich flachste und sagte, der Sonne entgegen, rechts herum. Die Tage vergingen, das Brötchenholen dauerte immer länger. Sie habe den Bäcker nicht gleich gefunden, sagte mir meine Frau Elisabeth. Irgendetwas hatte sich verändert. Warum merkte ich das nicht zu Hause? Etwa, weil es immer einen gewohnten Ablauf gab? Drei Tage vor dem Ende des Urlaubs folgte ich Elisabeth heimlich. Ich bemerkte, dass sie an beiden Kreuzungen lange überlegte, ob es nach rechts, links oder geradeaus ging. Das Gleiche geschah auf dem Rückweg, prompt ging sie an unserer Ferienwohnung vorbei. Wieder zurück in Bremen, wollte ich unseren Hausarzt konsultieren. Aber unser Leben ging ganz normal weiter, nichts war zu merken. Lediglich sprach sie mich hin und wieder mit dem Namen ihres verstorbenen Ehemanns Erich an, aber ich sah ihm auch etwas ähnlich, das war wohl verständlich. Bei einer Routineuntersuchung stellte ich unserem Hausarzt dann doch die Frage: Ist es Demenz? Es sei wohl eine normale Altersvergesslichkeit, so der Arzt. So richtig befriedigte mich diese Antwort nicht. Ja, ich hatte Angst. Sogleich begann ich, jeden Tag mit meiner Frau ein Gedächtnistraining durchzuführen, täglich mindestens zwei Stunden. Fragen wie: Wer sind deine Kinder? Was hast du erlernt? Wo waren wir im Urlaub? Wie viel ist 11x8? oder Wo liegt Boston? Bei Treffen unter Freunden flachste Elisabeth immer, dass sie sich gut an die alte Zeit erinnern könnte, aber für genaue Daten sei ich zuständig. Liebevoll nannte sie mich dann immer ihre ‚Auslagerungsdatei'. Die Zeit verging, das Training wurde Tag für Tag durchgeführt, die Urlaube wurden komplizierter. Zweimal half mir der Vermieter der Ferienwohnung bei der Suche nach meiner Frau, einmal die Polizei. Immer häufiger stellte ich fest, dass das soeben Geschehene nicht mehr da war. Eigenartiger Weise jedoch, waren Diskussionen und Gespräche sinnvoll und kompetent. Für mich widersprach sich das, die Intelligenz war da, das Erinnern nicht. Trauriger Weise, aber letztendlich richtig, diagnostizierte ein Experte eine beginnende Demenz. Tatsächlich war ich der Meinung, wir wären seit Jahren mittendrin. Ein kleiner Trost für mich, durch unser tägliches Üben, verschob sich wohl der Ausbruch zeitlich nach hinten. Alles was möglich war, wurde nun in unser Leben gepackt. Ich gab meinen Job auf. Wir reisten, besuchten die Oper, verbrachten noch mehr Zeit miteinander. Aber die Krankheit wurde stärker und stärker.

Orientierungslosigkeit in der Nacht führte zu vielen Reparaturen im Haus. Elisabeth konnte nichts dafür, sie suchte nur das WC. Erklärte mir auch genau, wo es war, nur mit dem Unterschied, sie wähnte es in unserer ersten Wohnung. Nun half ich meiner Frau, um zwei Uhr in der Nacht, aus dem Schuhkeller. Manchmal verschwand sie nachts im Garten – und das im Winter. Es gab Medikamente, aber die Krankheit übernahm sie mehr und mehr. Innerhalb eines halben Jahres verschlimmerte sich der Zustand. Ihr Gang änderte sich, er war nun nach vorn gebeugt, alles wurde steifer, langsamer und orientierungsloser. Die Stimmlage änderte sich ebenfalls, aus der lieblich hohen Stimme wurde manchmal eine tiefe Männerstimme. Unser Training wurde weiterhin durchgeführt, die Spaziergänge hingegen seltener, denn es kam eine enorme Arbeit auf mich zu. Man musste sich dessen bewusstwerden, was vorher zwei taten und jetzt von einem zu erledigen war. Gardinen waschen, Spülen, Saugen, Wischen, Wäsche waschen, Bügeln, Einkaufen, Fenster putzen und so weiter. Man glaubte es kaum! Und dann noch die Reparaturen, die anfielen. Mit dem Eierkocher konnte man auch die Kaffeekanne erwärmen, in der Spülmaschine ließ sich ein Pullover waschen, nur vertrug der Wasserkocher nicht, dass er auf der Herdplatte erhitzt wurde und so brannte es in der Küche. Das Abschalten der Sicherungen brachte nichts, denn das gehörte zum Langzeitgedächtnis. Jetzt war alles verschraubt. Was ich damit sagen wollte, man rechnete mit vielen Dingen gar nicht. Ärgern half nichts, Elisabeth wurde dann aggressiv. Also blieb nur übrig, freundlich zu bleiben und die Arbeiten zu erledigen. Und das rund um die Uhr! Ich hatte einen tiefen Schlaf, Elisabeth nicht, nun warnten mich laute Bewegungsmelder, was Elisabeth gerade machte – um zwei Uhr oder um vier Uhr. Man musste auch den Einkauf berücksichtigen oder das Auto musste gewaschen werden, auch war mal etwas bei der Bank oder Post zu erledigen. Die Arbeit wurde mehr, der Druck enorm und nicht zu vergessen, die Verantwortung. Anfang 2015 war ich mit den Nerven am Ende, auch die Kraft ließ nach, nun musste ich noch erwähnen, dass ich zu einhundert Prozent schwerbehindert bin, mit allen Buchstaben und so. Das bedeutete, raus aus dem Rollstuhl, etwas erledigen und rein in den Rollstuhl. Ich werde Sie, lieber Herr Müller, weiterhin informieren. Ich bin kein Arzt, aber sagen Sie Ihren Lesern, sobald die ersten Anzeichen auftreten, sollen sie sofort dagegen wirken. Und wenn es nur ein paar Monate oder ein Jahr ist, das Leben mit vollem Bewusstsein ist sehr, sehr kostbar. Heute habe ich zwei Zimmer in unserem Haus an

eine nette Witwe vermietet. Sie
hilft im Haushalt und im täglichen
Leben. Wissen Sie, Herr Müller,
einfach nur einmal ein Gespräch
am Abend über Gott und die Welt
zu führen, ist eine kleine
Erholung, denn danach gibt der
Bewegungsmelder wieder Alarm!"

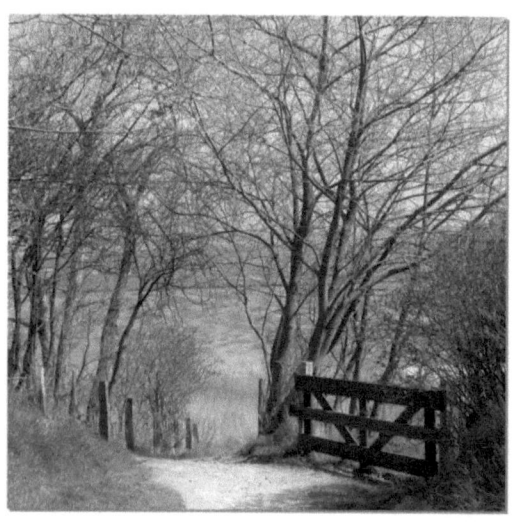

Glück im Unglück

Norberts Leben lief im Grunde genommen monoton ab. Morgens um 6 Uhr schellte sein Wecker, danach erledigte er die Morgentoilette, warf bei einer Tasse Kaffee einen Blick in die Zeitung, danach fuhr er zu seiner Arbeitsstelle. Jeden Morgen das gleiche Ritual. Jeden Morgen die gleiche Musik im Autoradio. Sein alter Opel aus den 1970-er Jahren war sein bester Freund. Die Rockgruppe The Sweet gehörten zu seiner Familie. Norbert war nie verheiratet. Sehr gern hätte er sich eine Partnerschaft gewünscht. Mit jemandem zu sprechen, zu lachen, etwas zu unternehmen, ach, das wäre zu schön gewesen. Als Schulbusfahrer war Norbert sehr diszipliniert. Kinder und Eltern mochten ihn, streng wurde Norbert nur dann, wenn es im Bus eine Keilerei unter den Schülern gab oder jemand unbedingt ein Herz in die Polster ritzen wollte, mit den Initialen seiner großen Liebe. An der Luisenstraße bog der Bus links ab, wie üblich schaute Norbert nach rechts, die Bahn war frei, noch drei Haltestellen, dann war Norbert seine Bande wieder los. Er schaute schon zur nächsten Haltestelle, als es plötzlich krachte. Die Kinder wirbelten umher, die ganze rechte Seite war eingedrückt. Der rote Wagen drang bis zu Norberts Fahrerplatz ein.

„Wo ist der kleine Markus?", schrie
Norbert. Markus, Schüler der
ersten Klasse, wurde eingeklemmt.
Vier Schüler verletzten sich
schwer. Markus war gelähmt.
Norbert fühlte sich unendlich
schuldig. In der
Gerichtsverhandlung vermutete
man, dass Norbert abgelenkt
gewesen war. Der Fall zog sich
hin. Von dem Tag an, war nichts
mehr so wie immer. Norbert wurde
krankgeschrieben. Der Kaffee
schmeckte ihm morgens nicht
mehr. Ein Brechreiz beim
Zähneputzen, er stand einfach
nicht mehr auf. Gedanken schossen
durch seinen Kopf, sie waren
einfach da, er konnte sie nicht
steuern. Es lief doch alles so gut in
Norberts Leben. Jetzt fehlte ihm

erst recht eine Partnerin, die zuhörte, die ihn verstand, die da war, einfach nur da war. Jeden Tag schaute Norbert nun ins Leere. Die Gedanken kamen und gingen, völlig ungesteuert. Norbert wurde allmählich depressiv, er suchte immer mehr den Sinn des Lebens. Immer wieder erkundigte sich Norbert nach den Kindern, vor allem nach Markus. Norbert hatte entweder einen guten Tag oder einen schlechten. Innerhalb von Sekunden konnte ein guter Tag kippen, dann waren sofort wieder diese Gedanken da. Der Druck wurde unerträglich. Nach außen schien Norbert gefasst, aber seine Gedanken kreisten immer mehr um Abschied – Abschied vom Leben. Eines Morgens ging Norbert zielstrebig in seine Garage. Er schloss den Wasserschlauch an den Auspuff seines Autos an, umklebte die Verbindung mit Isolierband und legte den Schlauch durch das Seitenfenster auf der Beifahrerseite. Auch hier klebte Norbert alles gut zu. Durch seine Schlaflosigkeit wurden Norbert Beruhigungs- und Schlaftabletten verschrieben. Die hatte er in seiner Hemdtasche, auch eine Flasche Wasser. Er setzte sich in sein Auto und hörte sich seine Lieblingsmusik an. Ballroom Blitz spielte, während Norbert sein Leben vor seinem Dritten Auge betrachtete. Kommissar Keller – seine Tochter Angelika saß ebenfalls im Unglücksbus – suchte jede freie Minute nach Antworten. Er kannte

Norbert als sehr umsichtigen Fahrer. Wieder stand er an der Kreuzung und beobachtete den Verkehr. Ein älter Herr kam auf ihn zu und schilderte: „Hier treiben sich immer einige Gestallten herum, die die Kreuzung fotografieren und beobachten. Sie tragen auch Stoppuhren bei sich. Da müssen Sie einmal Nachforschungen betreiben, Herr Kommissar." Tatsächlich beobachtete Kommissar Keller nach einer Stunde drei Männer, die sich Zeichen gaben und mit Stoppuhren die Lage sondierten. Kommissar Keller orderte Verstärkung.

Die Männer wurden festgenommen, eine Hoffnung im Fall Schulbus kam auf. Diese frohe Botschaft wollte Kommissar Keller gleich

Busfahrer Norbert überbringen.
Vor der Garage parkte der
Kommissar seinen Einsatzwagen.
Bereits beim Aussteigen roch er
giftige Abgase. Ohne zu zögern
stieg er in seinen Einsatzwagen,
fuhr drei Meter zurück, um
Anlauf zu holen und durchbrach
das hölzerne Garagentor. Er hielt
die Luft an und schleppte mit
letzter Kraft Norbert aus seinem
Auto. Sofort begann er Norbert zu
versorgen, sendete einen
Funkspruch ab und pumpte immer
wieder Luft in Norberts Lungen.
Norbert wurde gerettet, den
Kindern ging es wieder gut,
Markus kam noch mit Krücken in
die Schule, aber es ging bergauf,
die drei Männer gestanden,
Versicherungsbetrügereien begangen

zu haben. Alles in allem bleibt zu
sagen: Glück im Unglück!

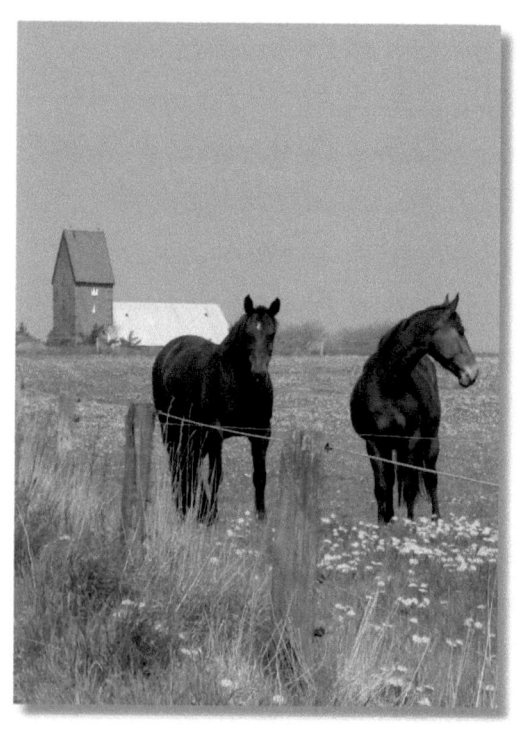

Seelenraub

Ich wollte diesen Artikel in unserem Wochenblatt nicht veröffentlichen. Denn es gab Verletzungen, Kränkungen und Vertrauensbrüche. Aber man musste auch darauf aufmerksam machen, was passieren konnte, wenn man sich über sein Leben zwar Gedanken machte, sich aber nicht früh genug absicherte und nur an das Gute glaubte. Mich kontaktierte Herr Herbert M., er hat wohl einiges durchgemacht. Wir kannten uns aus der Redaktion. Als seine Ehefrau an Demenz erkrankte, trennte er sich von unserem Team. Zunächst erkannte ich Herbert überhaupt nicht mehr wieder. Er war alt geworden, abgemagert und seine Hände zitterten. „Herbert, bist du mit Edith und der Krankheit so sehr überlastet?", fragte ich ihn. „Ach, nein, auf keinen Fall", antwortete er und fuhr fort: „Nachdem meine Edith und ich von der Demenz erfahren hatten, legten wir den Turbo ein. Man kann im Leben nichts nachholen, aber ab dem Augenblick der Erkenntnis, lässt sich vieles verändern. Wir reisten viel, bummelten durch viele Städte und trafen noch einmal alle Freunde. Der Familie erzählten wir frühzeitig von der Krankheit und dem neuen Lebensweg. Ach, das wird schon wieder, sagten einige verlegen. Aber Edith und ich wussten, das wird nicht. Alle Arten von Gehirnjogging machten wir täglich, aber von Monat zu Monat wurde die Krankheit stärker, die Kondition, nicht nur von Edith, ließ nach. Unsere Reisen wurden gefährlicher. Nicht etwa durch einen Abenteuerurlaub, nein. Fand Edith wieder zurück, wenn sie mit Lilly, unserem Dackel, unterwegs war? Natürlich sicherten wir uns gegenseitig ab, aber man konnte gar nicht schlecht genug denken. Wir wurden von Ediths Sohn ständig beobachtet. Es war der Sohn aus erster Ehe. Als wir vor Jahren einmal Hilfe hätten gebrauchen können, war niemand zur Stelle, jetzt wartete er nur auf meine Fehler. Aber das wusste ich bis dahin nicht, dachte an das Gute und an ein zufriedenes Leben für Edith. Als mich dann eine Krankheit ereilte, ich in einer kurzen Schwächephase war, stand das Unheil vor der Tür. Mit großer Mühe bereitete ich den Tag für Edith und ihre Schulfreundin vor. Mit unserer Hilfskraft legte ich mich ordentlich ins Zeug. Zwei Wochen war ich krank, Edith kam nur selten aus dem Haus, stürzte auch ein paar Mal im Wohnzimmer, allein wollte ich sie nicht gehen lassen. Der Tag des Treffens war ein großer Erfolg. Der Morgen danach eine riesige Katastrophe. Edith und ich waren erschöpft, wollten den ganzen Tag liegen bleiben. Dann kamen sie, was ich aber nicht wusste, mit zwei

Fahrzeugen und drei Personen. Sie wollten nur mit Mutter zum Frühstücken, Edith wollte es nicht, ich auch nicht, aber es war schließlich ihr Sohn. Nicht richtig angezogen, nicht gewaschen, man nahm sie unter die Arme und raus aus dem Haus. Ihren Blick würde ich niemals mehr vergessen, ein Hilferuf. Ich dachte zwar immer noch an ein Frühstück, dann war mir aufgefallen, dass auch unser Hund nicht mehr da war. Das Haus war leer. Demenz, das bedeutete für Edith, dass das Kurzzeitgedächtnis nicht mehr da war. Edith erinnerte sich immer weniger an die letzten Tage und Wochen, sondern nur an die Tage der Arbeit und des Stresses. Man warf mir eine nicht ausreichende

Pflege vor, für ihr Fallen machte man mich verantwortlich und noch viel, viel mehr. Ich hinterfragte unser Leben, die Anstrengungen, ja, ich hinterfragte meine Existenz. Edith überlebte diesen Stress nicht, sie verstarb ein paar Wochen nach dem Raub, nicht in meinen Armen, sondern irgendwo in Deutschland." „Herbert, das tut mir alles sehr leid", sagte ich. „Was mache ich mit deiner Geschichte?" „Veröffentliche sie, bitte. Es soll eine Warnung sein. Leute, sichert euch ab. Ruft auch die Polizei, wenn es nicht anders geht. Aber gegenseitige Absicherung ist das Allerwichtigste. Und habt einen Anwalt, der euch kennt!"

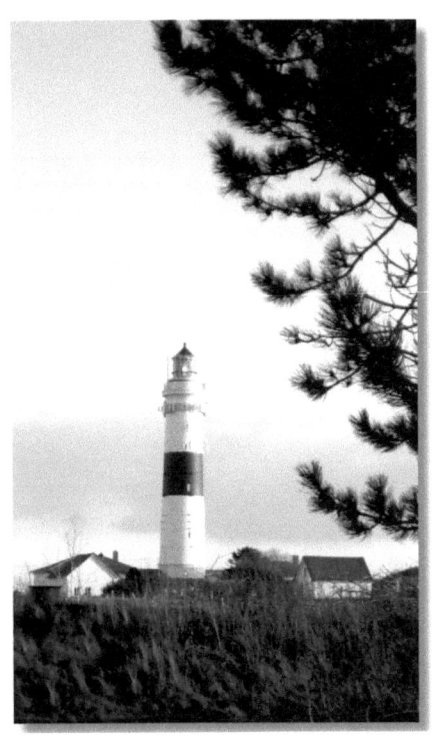

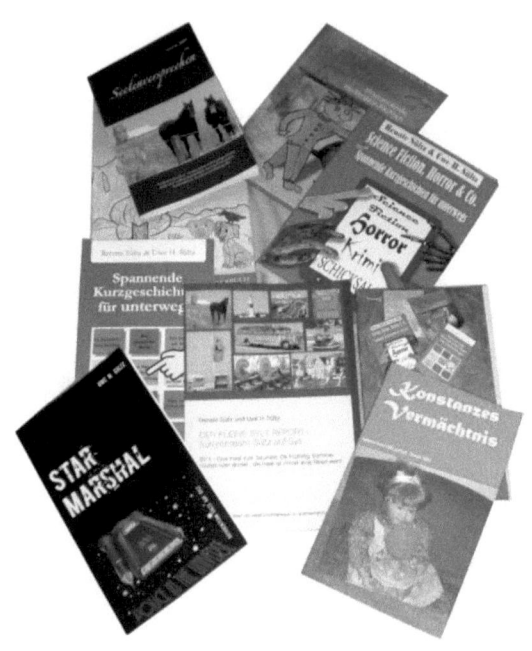

Bücher vom Autorenteam Sültz auf Sylt:

Das Schweinchen Klecks und andere Kindergeschichten

ISBN 978-3-95744-286-4

Fitus, der Sylter Strandkobold

ISBN 978-3-95744-758-6

Fitus, der Sylter Strandkobold – Einschlaf-Geschichten

ISBN 978-3-73922-001-7

Spannende Kurzgeschichten für unterwegs

ISBN 978-3-95744-598-8

Science Fiction, Horror & Co.

ISBN 978-3-96008-041-1

Seelenversprechen

ISBN 978-3-73922-810-5

Konstanzes Vermächtnis

ISBN 978-3-73921-903-5

Star Marshal

ISBN 978-3-73922-617-0

Der kleine Sylt Report

ISBN 978-3-73922-559-3

Meine Gedichte – mit Sylt-Bildern

ISBN 978-3-73921-582-2

Dein Leben in mir

ISBN 978-3-73923-427-4

Danke für Ihr Interesse,

Ihr Autorenteam Sültz auf Sylt

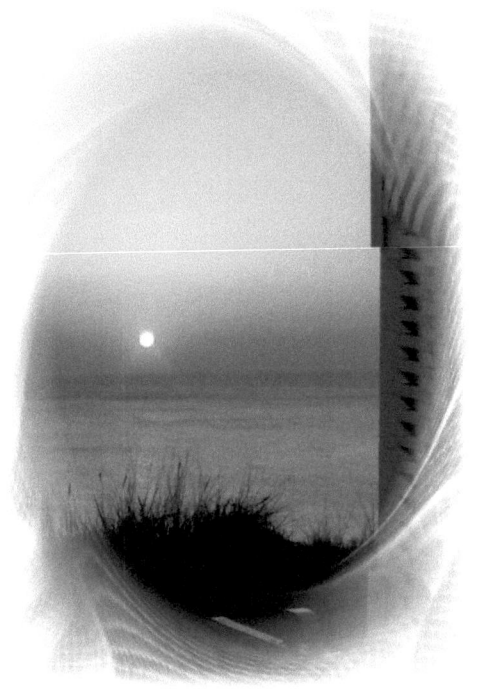

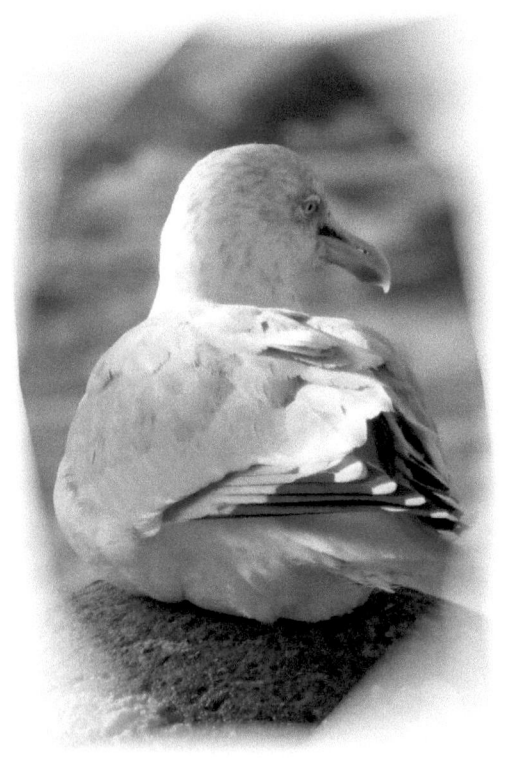

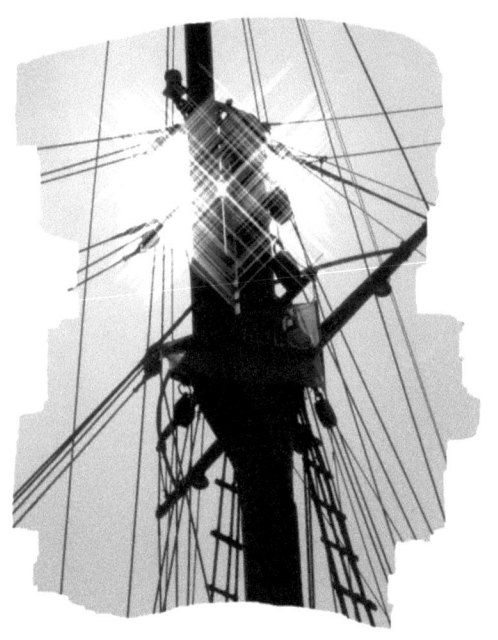

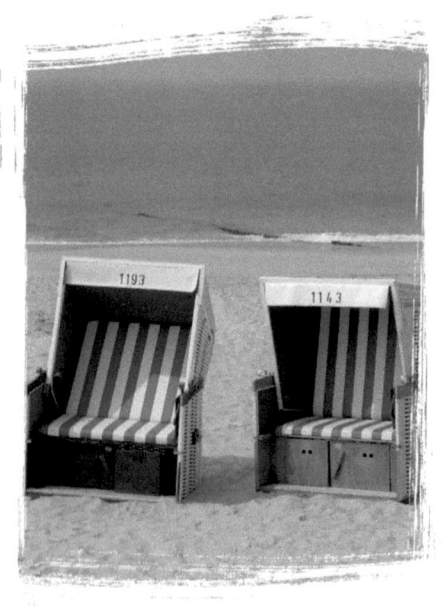

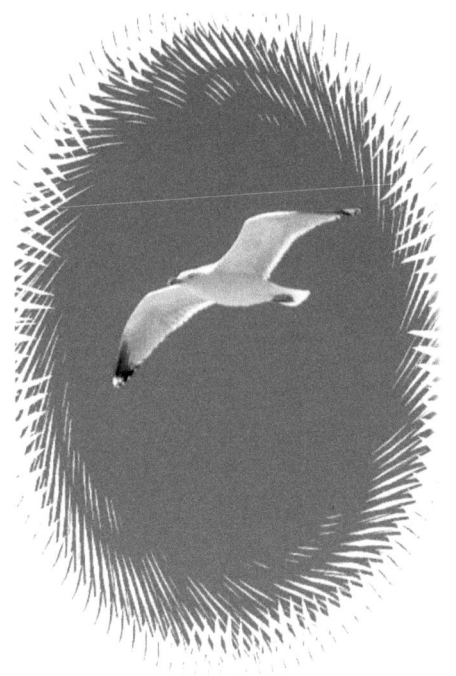

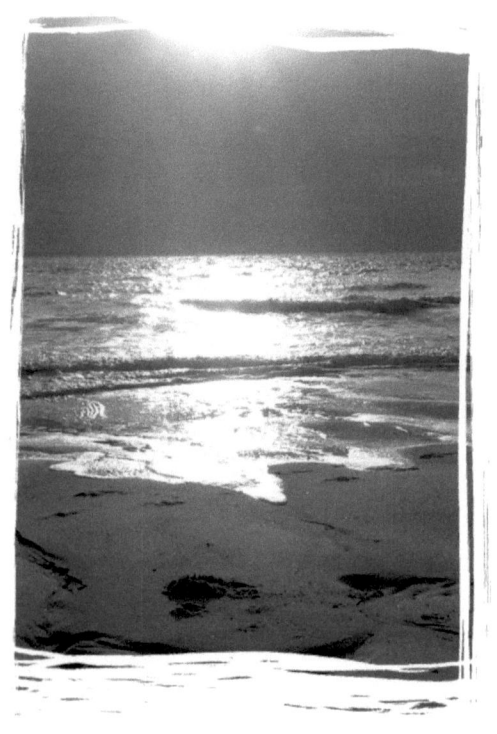

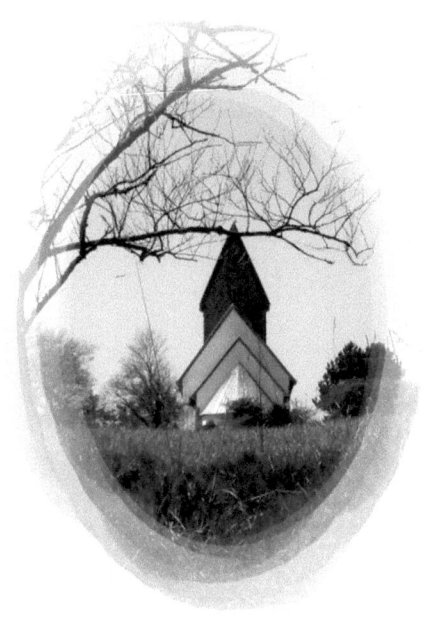

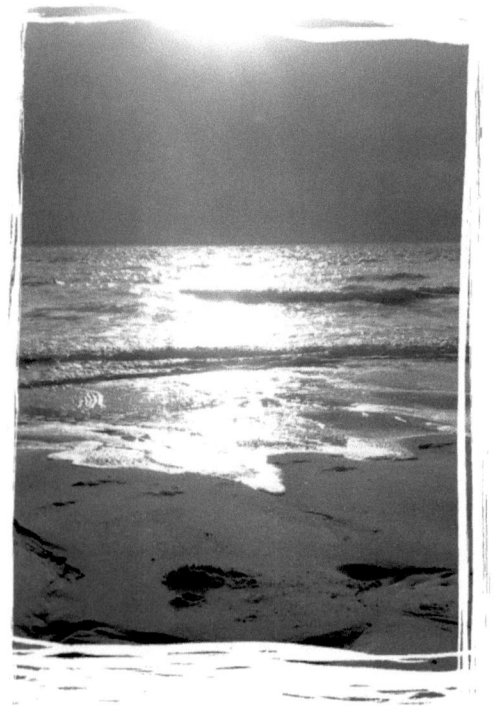